AF501036

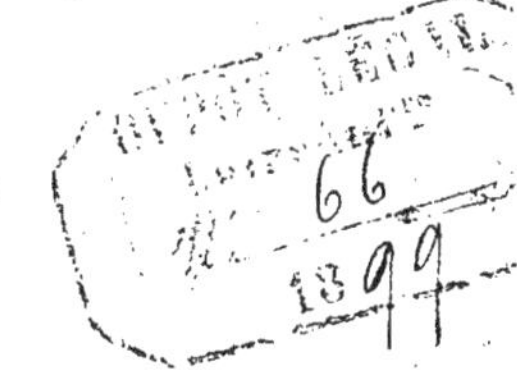

DE L'ASSAINISSEMENT

DE LA VILLE DE NANTES

AU POINT DE VUE

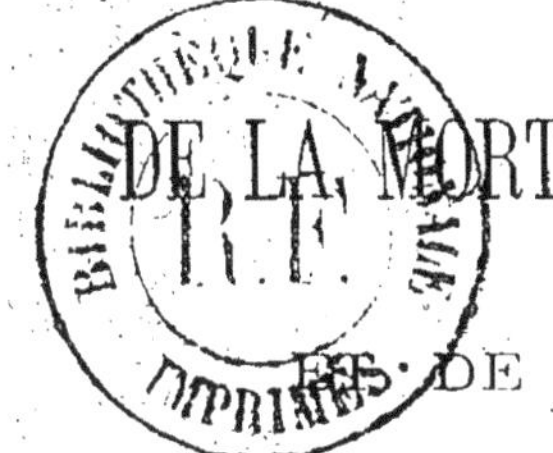

DE LA MORTALITÉ GÉNÉRALE ANNUELLE

ET DE LA FIÈVRE TYPHOÏDE

PAR

LE Dr G. BERTIN

Médecin des Épidémies,

Correspondant de l'Académie de Médecine,

Médecin des Hôpitaux.

« Si votre Municipalité vous a fourni de l'eau pure, si vos maisons sont propres, si les déjections sont enlevées sans communication possible avec l'air et l'eau, nous pouvons vous le dire hardiment : Vous êtes à l'abri de toute épidémie. »

Congrès de la Sorbonne, 1885. BROUARDEL

JUIN 1899

NANTES,

L. MELLINET ET Cie, IMPRIMEURS DE LA PRÉFECTURE,

Place du Pilori, 5

DE L'ASSAINISSEMENT DE LA VILLE DE NANTES

AU POINT DE VUE

DE LA MORTALITÉ GÉNÉRALE ANNUELLE

ET DE LA FIÈVRE TYPHOÏDE

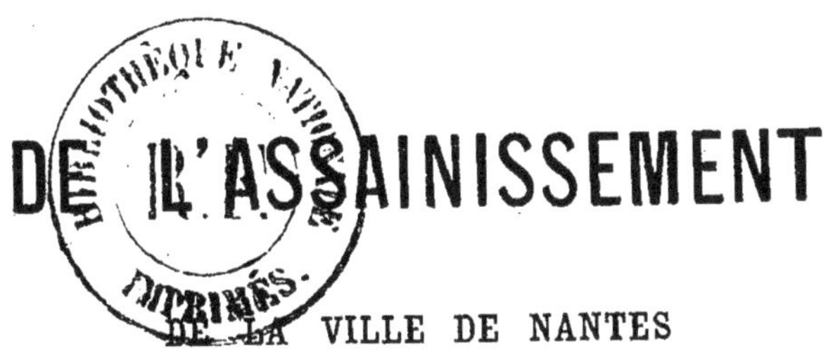

DE L'ASSAINISSEMENT

DE LA VILLE DE NANTES

AU POINT DE VUE

DE LA MORTALITÉ GÉNÉRALE ANNUELLE

ET DE LA FIÈVRE TYPHOÏDE

PAR

LE Dr G. BERTIN

Médecin des Épidémies,

Correspondant de l'Académie de Médecine,

Médecin des Hôpitaux.

« Si votre Municipalité vous a fourni de l'eau pure, si vos maisons sont propres, si les déjections sont enlevées sans communication possible avec l'air et l'eau, nous pouvons vous le dire hardiment : Vous êtes à l'abri de toute épidémie. »

Congrès de la Sorbonne, 1885. BROUARDEL

JUIN 1899

NANTES,

L. MELLINET ET Cie, IMPRIMEURS DE LA PRÉFECTURE,

Place du Pilori, 5

Au moment où la Municipalité va entreprendre une série de travaux ayant pour but l'assainissement de la ville de Nantes, nous avons cru nécessaire, dans cette Étude, de déterminer les causes d'insalubrité qui, dans notre cité, peuvent avoir une action sur la santé publique.

En effet, ces causes d'insalubrité étant reconnues et précisées, il suffira, pour y remédier, d'exécuter les travaux sanitaires, en tenant compte des résultats qu'ils doivent produire et suivant l'ordre de leur nécessité absolue.

Mais, pour arriver à une détermination précise, il faut faire intervenir deux éléments de critique, qui sont :

1° La mortalité générale annuelle ;

2° Le nombre des cas de fièvre typhoïde.

On sait que le taux de la mortalité annuelle ne doit pas dépasser le nombre de 18 décès par 1,000 habitants dans une commune bien assainie. On pourra voir alors, suivant le taux plus ou moins élevé constaté dans une commune, si les conditions générales de l'hygiène publique y sont bien observées, telles que habitations aérées, logements salubres, lavage fréquent des rues et des habitations devant soustraire les habitants au contact des poussières, qui sont les agents les plus actifs de la propagation de la tuberculose, dont on connait les désastreux effets.

La fièvre typhoïde, maladie évitable, ne doit pas non plus faire de victimes lorsque l'eau alimentaire est pure, c'est-à-dire privée des germes pathogènes qu'un système mauvais de fosses d'aisances ou d'égouts permet de répandre dans le sol et le sous-sol et que les eaux de pluie entraînent soit dans le fleuve, soit dans les puits.

Ce sont ces deux éléments de critiques que nous nous proposons d'étudier pour notre ville en les comparant avec ceux qui ont été observés dans les autres villes de France.

MORTALITÉ GÉNÉRALE ANNUELLE

Les dernières statistiques publiées à Londres indiquent que, pour la population de la capitale de l'Angleterre, le taux des décès pendant l'année 1897 s'est élevé à 17,7 par 1,000 habitants.

Pendant cette année, la mortalité Londonienne s'est élevée au-dessus de la mortalité observée à Bruxelles, Amsterdam, Copenhague et Rome. Mais elle est restée toujours inférieure à celle de Paris.

Ce résultat confirme ce que nous avions annoncé dans nos précédentes Etudes, à savoir : Le taux de la mortalité générale annuelle par 1,000 habitants doit osciller entre 18 et 20 au maximum dans les communes bien assainies.

Nous avons donc, comme dans les années précédentes, dressé les tableaux suivants qui permettent d'établir la classification des communes de l'arrondissement de Nantes au point de vue sanitaire et de la salubrité, suivant le taux plus ou moins élevé de la mortalité observée dans ces communes pendant l'année 1898.

Communes ayant un nombre annuel de décès par 1,000 habitants inférieur au nombre 18, adopté comme étant le taux de la mortalité générale annuelle, dans les communes bien assainies.

1	Saint-Fiacre	7.7	6	Saint-Mars-de-Coutais	11.2
2	Saint-Même	8.3	7	Saint-Sébastien	11.2
3	La Marne	8.5	8	Sautron	11.3
4	La Chapelle-Heulin	10.3	9	Sucé	11.5
5	Pont-Saint-Martin	10.4	10	Le Landreau	12.1

	Commune	Taux
11	La Remaudière	13
12	Saint-Lumine-de-Clisson	13.1
13	Châteaubriant	13.2
14	Montbert	13.2
15	Legé	13.3
16	Mauves	13.5
17	Brains	13.7
18	La Chapelle-sur-Erdre	13.9
19	St-Etienne-de-Mer-Morte	13.9
20	Bouguenais	14
21	Le Loroux	14
22	Orvault	14.4
23	Barbechat	14.6
24	Touvois	14.9
25	Maisdon	15.2
26	Carquefou	15.3
27	Grandchamp	15.3
28	Remouillé	15.6
29	Saint-Colombin	15.8
30	Saint-Jean-de-Corcoué	15.9
31	Vieillevigne	15.9
32	Vallet	16
33	Saint-Hilaire-du-Bois	16
34	La Limouzinière	16.2
35	Saint-Etienne-de-Corcoué	16.4
36	Saint-Philbert	16.5
37	Les Sorinières	16.5
38	Saint-Aignan	16.5
39	Saint-Julien-de-Concelles	16.8
40	Haute-Goulaine	16.8
41	Paulx	16.8
42	Saint-Herblain	17
43	Aigrefeuille	17.2
44	Sainte-Luce	17.4
45	Boussay	17.5
46	Vertou	17.6
47	Rezé	17.7
48	La Regrippière	18

Communes ayant un taux de mortalité supérieur au taux normal 18.

	Commune	Taux
49	Gorges	18.2
50	Saint-Léger	18.2
51	Doulon	18.3
52	Le Bignon	18.4
53	Basse-Goulaine	19
54	Indre	19
55	La Planche	19.4
56	La Chevrolière	19.7
57	La Chapelle-Basse-Mer	19 9
58	Bouaye	20
59	Thouaré	20.1
60	Monnières	20.4
61	La Haie-Fouassière	20.5
62	Mouzillon	20.9
63	*Nantes*	20.72
64	Machecoul	21
65	Le Pallet	21.2
66	Clisson	22
67	Gétigné	22
68	La Boissière	22.2
69	Chantenay	24.7
70	Saint-Lumine-de-Coutais	24.9

Ainsi, sur 70 communes, 48 ont présenté un taux inférieur au taux normal 18 ; — 22 l'ont dépassé dans des proportions qui prouvent déjà que les conditions hygiéniques se sont améliorées. En effet, nous voyons Nantes dont le taux oscillait entre 23 et 24, descendre en 1897 à 21,5 et en 1898 à 20,7 seulement. Il en est de même pour Chantenay qui présentait un taux de mortalité de 28 et que nous voyons descendre en 1897 et en 1898 à 24,7.

Il nous reste maintenant à comparer ces nombres avec ceux qui ont été observés dans les principales villes de France, afin de déterminer d'une façon précise les conditions de salubrité de la ville de Nantes et de son arrondissement.

Tableau.

Tableau comparatif du nombre de décès annuels, dans les principales villes de France, par mille habitants, depuis 1886 à 1898, avec le taux normal, 18 par mille habitants, observé en Angleterre dans les communes bien assainies.

Rang.	MOYENNE de 1886 à 1895.	Taux.	Rang.	ANNÉE 1896.	Taux.	Rang.	ANNÉE 1897.	Taux.	Rang.	ANNÉE 1898.	Taux.
1	Rouen	32.16	1	Rouen	28.80	1	Rouen	28.39	1	Grenoble	31.68
2	Brest	31.30	2	Le Havre	27.20	2	Brest	27.96	2	Le Havre	28.74
3	Le Havre	31.00	3	Marseille	26.60	3	Le Mans	25.97	3	Le Mans	28.72
4	Montpellier	29.99	4	Brest	26.20	4	Le Havre	25.76	4	Rouen	28.59
5	Marseille	29.39	5	Troyes	25.80	5	Montpellier	25.62	5	Brest	27.67
6	Rennes	28.97	6	Le Mans	25.20	6	Marseille	24.74	6	Béziers	26.77
7	Troyes	27.50	7	Rennes	25.20	7	Béziers	24.10	7	Reims	25.66
8	Toulon	27.50	8	Cherbourg	24.40	8	Rennes	24.10	8	Rennes	25.38
9	Lorient	27.10	9	Avignon	24.30	9	Troyes	23.44	9	Avignon	25.25
10	Angers	27.12	10	Toulon	23.70	10	Angers	23.23	10	Angers	25.06
11	Cherbourg	27.10	11	Montpellier	23.50	11	Lille	22.67	11	Toulouse	24.68
12	Avignon	27.05	12	Lorient	23.30	12	Lorient	22.58	12	Lorient	24.27
13	Reims	26.98	13	*Nantes*	22.70	13	Tours	22.27	13	Montpellier	24.26
14	Béziers	26.92	14	Angers	22.70	14	Toulouse	22.15	14	Cherbourg	24.25
15	Le Mans	26.93	15	Lille	22.50	15	Nimes	22.04	15	Tours	23.69
16	Lille	26.50	16	Béziers	22.10	16	*Nantes*	21.54	16	Lille	23.28
17	Nice	25.73	17	Reims	21.80	17	Toulon	21.48	17	Marseille	23.21
18	Versailles	25.32	18	Toulouse	21.70	18	Avignon	21.26	18	Nimes	22.90
19	Nimes	25.17	19	Tours	21.60	19	Versailles	21.20	19	Troyes	22.89
20	Toulouse	25.14	20	Saint-Etienne	21.30	20	Cherbourg	21.07	20	Bourges	22.87
21	*Nantes*	24.82	21	Nimes	21.00	21	Nancy	20.99	21	Nancy	22.78
22	Nancy	24.26	22	Nancy	20.90	22	Saint-Etienne	20.85	22	Besançon	22.33
23	Besançon	24.07	23	Orléans	20.60	23	Besançon	20.65	23	Toulon	22.16
24	Saint-Etienne	24.00	24	Bordeaux	20.10	24	Orléans	20.58	24	Orléans	22.05
25	Tours	24.00	25	Besançon	20.00	25	Bordeaux	20.56	25	Saint-Etienne	22.02
26	Grenoble	23.92	26	Versailles	20.00	26	Reims	20.52	26	Dijon	21.85
27	Orléans	23.72	27	Roubaix	19.90	27	Nice	20.40	27	Versailles	20.88
28	Bordeaux	23.46	28	Paris	19.00	28	Grenoble	20.26	28	*Nantes*	20.72
29	Roubaix	23.12	29	Grenoble	18.90	29	Dijon	20.06	29	Lyon	20.18
30	Paris	22.58	30	Nice	18.70	30	Roubaix	19.63	30	Roubaix	19.70
31	Lyon	22.26	31	Dijon	18.70	31	Lyon	18.78	31	Paris	19.43
32	Dijon	22.16	32	Lyon	18.50	32	Paris	18.63	32	Bordeaux	19.17
33	Bourges	18.28	33	Bourges	17.30	33	Bourges	18.39			

Ce tableau démontre que, depuis l'année 1896, les conditions sanitaires des principales villes de France citées ci-dessus ont été profondément modifiées par les mesures hygiéniques générales prises par les Administrations municipales.

En effet, depuis cette époque, le taux de la mortalité générale s'est beaucoup abaissé. Ainsi, depuis 1885 à la fin de 1895, les 20 villes suivantes : Rouen, Brest, Le Havre, Montpellier, Marseille, Rennes, Troyes, Toulon, Lorient, Angers, Cherbourg, Avignon, Reims, Béziers, Le Mans, Lille, Nice, Versailles, Nîmes, Toulouse, présentaient un taux variant de 25 à 33 par 1,000 habitants. La ville de Nantes venait au 21e rang, avec un taux de 24,82.

En 1896, Rouen, Le Havre, Marseille, Brest, Troyes, Le Mans, Rennes, Cherbourg, Avignon, Toulon, Montpellier, Lorient, ont un taux qui oscille entre 23 et 28 et Nantes vient au 13e rang, avec le taux 22,7.

En 1897, Rouen, Brest, Le Mans, Le Havre, Montpellier, Marseille, Béziers, Rennes, Troyes, Angers, Lille, Lorient. Tours, Toulouse, Nîmes, présentent un taux qui oscille entre 22 et 28. Nantes vient au 16e rang, avec un taux de 21,5.

Enfin, en 1898, 27 villes : Grenoble, Le Havre, Le Mans, Rouen, Brest, Béziers, Reims, Rennes, Avignon, Angers, Toulouse, Lorient, Montpellier, Cherbourg, Tours, Lille, Marseille, Nîmes, Troyes, Bourges, Nancy, Besançon, Toulon, Orléans, Saint-Etienne, Dijon, Versailles, présentent un taux de mortalité plus élevé que celui de la ville de Nantes qui, alors, occupe le 28e rang, avec un taux qui se rapproche déjà du taux normal, car il ne s'élève qu'à 20,7.

Ainsi, successivement, nous voyons Nantes abaisser son taux de mortalité annuelle.

En 1895 il s'élève à	....	24,82
En 1896	—	22,7
En 1897	—	21,5
En 1898	—	20,7

Cet abaissement du taux nous indique que le nombre des

décés en 1898 a été de 500 inférieur à celui qui avait été observé en 1895.

C'est avec une vive satisfaction que nous constatons ces heureux résultats, dus aux mesures sanitaires prises par l'Administration municipale actuelle, parmi lesquelles nous citerons tout particulièrement les arrêtés imposant l'enlèvement rapide des ordures ménagères, qui ne séjournent plus des heures entières sur la voie publique et qui, avant leur enlèvement, doivent être déposés dans des réservoirs spéciaux.

Nous constatons également l'augmentation du nombre des fontaines publiques, l'arrosage plus fréquent des rues et surtout les améliorations apportées dans le Service municipal des eaux.

En effet, le fonctionnement du Service d'eau a été complètement modifié depuis que l'Administration municipale s'est substituée à la Compagnie des eaux, ainsi :

« Le lavage des conduites de distribution est actuellement assuré par l'ouverture méthodique de 789 appareils, dont 197 ont été installés depuis le rachat du Service d'eau, savoir :

» 31 bouches d'incendie gros diamètre :
» 10 bornes-fontaines ;
» 17 robinets de vidanges ;
» 139 robinets de lavage aux extrémités des conduites.

» Le service du lavage est fait dans les conditions suivantes :

» *1° Bouches d'incendie gros diamètre (190).* — Avant le 1er juin 1895, ces bouches étaient ouvertes une ou deux fois par an, par les pompiers, pour s'assurer de leur bon fonctionnement.

» Depuis, elles sont ouvertes une fois par semaine, pendant le temps nécessaire pour que l'eau en sorte aussi propre que la saison le permet. On produit ainsi une chasse vigoureuse qui nettoie la conduite dans les environs du point où la manœuvre est exécutée.

» 2° *Robinets de vidange (73).* — Les robinets de vidange placés en certains points bas des conduites n'étaient, avant le 1er juin 1895, ouverts que pour vider une conduite pour cause de réparations.

» Depuis ils sont mis en fonction une fois par semaine pour utiliser, au profit de la propreté des conduites, l'action énergique des chasses que produit leur ouverture.

» 3° *Robinets de lavage aux extrémités des conduites.* — Avant le 1er juin 1895, ces robinets, au nombre de 49, n'étaient ouverts que pour permettre le remplissage des conduites vidées pour cause de réparations. Il en a été placé 139 nouveaux, soit en tout 188. On les ouvre une fois par semaine en temps de crue, tous les quinze jours, quand l'eau est claire.

» Ces ouvertures se font la nuit et le robinet reste ouvert jusqu'à ce que l'eau ait la couleur normale. Elles constituent le moyen le plus puissant de nettoyage, en raison de la situation des appareils aux endroits où la vitesse de l'eau étant ordinairement presque nulle, il s'y forme des dépôts plus importants.

» 4° *Les bornes-fontaines* ne permettaient pas de produire un nettoyage sensible, en raison de leur faible débit.

Depuis le 1er juin 1895, on se sert de leur action par l'ouverture, chaque semaine, de la prise d'incendie qui y est adaptée.

» 5° *Les bouches d'arrosage et d'incendie, sous trottoirs,* au nombre de 225, sont ouvertes pendant deux heures chaque matin. C'était le seul moyen employé d'une façon méthodique avant 1895 qui put nettoyer les conduites aux environs des appareils.

» Ce sont ces bouches d'arrosage qui servent à laver les ruisseaux ; le nouveau cahier des charges de la répurgation en fait une obligation pour l'adjudicataire.

RÉSERVOIRS ET FILTRES.

» Le nettoyage des réservoirs et filtres de la rue d'Auvours est fait aussitôt que le débit va devenir insuffisant, mais jamais il ne s'écoule plus de deux mois entre chaque nettoyage.

RÉSULTATS.

» En 1895, les réservoirs, après chaque nettoyage, se trouvaient bien vite habités par des poissons, brochets, barbillons, gardons, anguilles, souvent très gros. Pendant la chaleur, les plantes aquatiques s'y développaient avec une rapidité étonnante.

» Ces faits furent très atténués en 1896, surtout en ce qui concerne le poisson. Ils disparurent complètement en 1897 et ne se sont pas renouvelés depuis, sauf quelques végétations peu importantes.

» On doit évidemment attribuer ce résultat aux chasses fréquentes produites dans les conduites par les manœuvres que je viens d'indiquer. »

Ces résultats sont remarquables, mais ils ne doivent pas nous empêcher de demander, au nom de l'hygiène urbaine, la réalisation de toutes les améliorations sanitaires qui doivent contribuer à abaisser le taux de la mortalité annuelle dans les villes, et, pour fonder nos revendications, nous nous appuyerons sur les faits suivants :

Si nous faisons la somme des habitants des communes rurales de l'arrondissement de Nantes, nous arrivons à une population rurale totale de 146,034 habitants, chez laquelle le taux de la mortalité annuelle ne s'est élevée, en 1898, qu'à 16,5.

Si maintenant nous réunissons les populations des communes de Nantes et de Chantenay, que l'on peut considérer comme constituant un groupe urbain unique, car Chantenay est un faubourg de Nantes, nous arrivons à une population urbaine de 140,166 habitants, chez laquelle le taux de mortalité annuelle s'élève à 21,4.

Ces chiffres prouvent que toute agglomération d'individus, en assez grand nombre pour constituer une ville, réunit plusieurs facteurs morbides, qui sont la conséquence de cette agglomération et deviennent fatalement la cause déterminante d'un plus grand nombre de décès annuels.

Il est donc important d'affirmer cette proportion par le tableau suivant :

Mortalité générale, pendant l'année 1896, des villes comparée à celle des départements auxquels elles appartiennent ; la population des villes est retranchée du total du département, et le taux pour mille est calculé sur la différence.

	Ville		Département	
1.	Marseille	28.92	Bouches-du-Rhône	21.86
2.	Rouen	29.17	Seine-Inférieure	22.90
	Le Havre	27.77		
3.	*Nantes*	23.51	Loire-Inférieure	16.88
4.	Reims	22.30	Marne	18.24
5.	Toulouse	21.85	Haute-Garonne	19.03
6.	Saint-Etienne	21.80	Loire	19.17
7.	Lille	24.33	Nord	19.34
	Roubaix	21.55		
8.	Nice	20.18	Alpes-Maritimes	11.33
9.	Bordeaux	20 58	Gironde	17.67
10.	Lyon	20.13	Rhône	20.73
11.	Paris	19.75	Seine	28.82

On doit remarquer la grande différence qui existe entre le taux de la mortalité à Paris et celui qui a été observé pour le département de la Seine, mais il faut tenir compte de ce que les décédés dans les hôpitaux de Paris sont inscrits sur les registres des communes rurales où se trouvent les cimetières dans lesquels sont inhumés les décédés de ces hôpitaux.

Mortalité générale par 1,000 habitants en 1897.

Par départements.		Par chefs-lieux.	
1. Ardèche	25.87		
2. Seine-Inférieure	24.24	Rouen	28.39
		Le Havre	25.76
3. Bouches-du-Rhône	23.74	Marseille	24.74
4. Calvados	22.41		
4. Eure	22.20		
4. Hautes-Alpes	22.15		
4. Orne	22.06		
5. Basses-Alpes	21.87		
5. Hérault	21.74	Montpellier	25.62
		Béziers	24.11
5. Seine-et-Oise	21.59	Versailles	21.20
5. Eure-et-Loir	21.52		
5. Savoie	21.45		
5. Sarthe	21.15	Le Mans	25.97
5. Gard	21.12	Nîmes	22.04
5. Doubs	21.06	Besançon	20.65
5. Somme	21.05		
5. Vosges	21.02		
6. Finistère	20.98	Brest	27.96
6. Vaucluse	20.94	Avignon	21.26
6. Alpes-Maritimes	20.91	Nice	20.46
6. Mayenne	20.90		
6. Drôme	20.85		
6. Var	20.85	Toulon	24.48
6. Côtes-du-Nord	20.81		
6. Haute-Savoie	20.81		
6. Manche	20.71	Cherbourg	21.07
6. Haute-Saône	20.68		
6. Aveyron	20.66		
6. Jura	20.59		
6. Aube	20.59	Troyes	23.44
6. Seine	20.47	Paris	18.63
6. Marne	20.37	Reims	20.52
6. Lot	20.36		
6. Aisne	20.34		
6. Meurthe-et-Moselle	20.30	Nancy	20.99
6. Corse	20.24		
6. Oise	20.23		
6. Tarn-et-Garonne	20.15		
6. Haute-Loire	20.13		
6. Seine-et-Marne	20.10		
6. Isère	20.08	Grenoble	20.26
6. Haute-Garonne	20.00	Toulouse	22.15
7. Ain	19.96		

Par départements.		Par chefs-lieux.	
7. Haut-Rhin.......	19.85		
7. Pyrénées-Orientales	19.82		
7. Ille-et-Vilaine....	19.55	Rennes............	24.10
7. Rhône..........	19.42	Lyon..............	18.78
7. Hautes-Pyrénées..	19.42		
7. Meuse..........	19.41		
7. Nord...........	19.36	Lille..............	22.67
		Roubaix............	19.63
7. Cantal..........	19.33		
7. Haute-Marne.....	19.10		
7. Tarn...........	19.01		
8. Loire...........	18.94	Saint-Etienne.......	20.85
8. Ariège..........	18.89		
8. Pas-de-Calais....	18.79		
8. Lot-et-Garonne...	18.74		
8. Gers...........	18.72		
8. Aude...........	18.70		
8. Ardennes........	18.70		
8. Lozère.........	18.67		
8. Côte-d'Or.......	18.45	Dijon..............	20.06
8. Yonne..........	18.41		
8. Maine-et-Loire....	18.30	Angers............	23.23
8. Puy-de-Dôme.....	18.28		
8. Gironde........	18.21	Bordeaux...........	20.56
8. Charente-Inférieure.	18.10		
9. Morbihan........	17.95	Lorient............	22.58
9. Basses-Pyrénées..	17.78		
9. Indre-et-Loire....	17.68		
9. Dordogne........	17.59		
9. *Loire-Inférieure..*	*17.54*	Nantes............	21.54
9. Saône-et-Loire....	17.40		
9. Corrèze.........	17.39		
9. Haute-Vienne.....	17.26		
9. Loiret..........	17.15	Orléans............	20.58
9. Nièvre..........	17.11		
10. Loir-et-Cher.....	16.83		
10. Charente........	16.81		
10. Vendée.........	16.79		
10. Creuse.........	16.44		
10. Cher...........	16.18	Bourges............	18.39
10. Deux-Sèvres.....	16.03		
11. Landes.........	15.81		
11. Vienne.........	15.30		
11. Indre..........	15.10		
12. Allier..........	14.63		

Il est démontré, par ces tableaux, que toute agglomération urbaine multiplie par la nature de l'eau alimentaire, par l'insalubrité des maisons, par les relations de voisinage, les causes d'infection, et que le transport des germes pathogènes s'opère dans ces conditions avec une bien plus grande facilité que dans les communes rurales, où les habitants disséminés échappent presque toujours au contage direct ; aussi tous les efforts de l'hygiène urbaine doivent-ils tendre à diminuer le plus possible l'action de ces agents pathogènes en enlevant toutes les causes de leur diffusion, c'est-à-dire une distribution abondante d'une eau pure, des maisons salubres ne permettant pas le contact des déjections soit avec l'eau, soit avec l'air, des égouts enlevant rapidement tous les déchets organiques, avec un arrosage et un lavage fréquents des rues pour éviter les poussières, agents trop fréquents de la propagation de la tuberculose. Londres, Amsterdam, Copenhague, Bruxelles, Paris, Lyon, nous donnent la preuve de la nécessisté de ces réformes, car malgré le chiffre élevé de leur population, ces villes présentent un taux de mortalité qui est une preuve de leur salubrité obtenue par une distribution abondante d'eau pure, des égouts bien faits et des maisons rendues plus salubres par un système perfectionné de fosses d'aisances.

FIÈVRE TYPHOÏDE

Les tableaux suivants démontrent que les cas de fièvre typhoïde déclarés sont bien moins nombreux dans la population rurale que dans la population urbaine. Ils n'ont pas été suivis de décès. Ces faits prouvent que dans la ville existent des causes particulières qui provoquent le développement de cette fièvre et en augmentent la gravité. Nous avons déjà signalé l'action incontestable de toute agglomération urbaine sur l'élévation du taux de la mortalité générale. Le rôle de l'hygiéniste est donc de préciser ces causes, de les supprimer par un ensemble de travaux qui constituent l'assainissement de la ville.

COMMUNES RURALES.

Brains	1	cas.
Chantenay	4	—
Chateauthébaud	2	—
La Chapelle-Basse-Mer	1	—
La Chevrolière	1	—
Le Landreau	4	—
Machecoul	3	—
Pont-Saint-Martin	1	—
Remouillé	1	—
Rezé	3	—
Vertou	1	—
Total	22	cas.

COMMUNE DE NANTES. – BUREAU D'HYGIÈNE.

1er canton..	30	cas déclarés.	1er canton..	7	décès.
2e — ..	38	—	2e — ..	12	—
3e — ..	19	—	3e — ..	4	—
4e — ..	45	—	4e — ..	10	—
5e — ..	20	—	5e — ..	6	—
6e — ..	32	—	6e — ..	8	—
Etrangers..	4	—	Etrangers..	1	—
Total...	188	cas déclarés.	Total...	48	décès.

Le rapport qui existe entre le nombre des décès et celui qui indique les cas déclarés de fièvre typhoïde nous prouve que la loi relative à la déclaration obligatoire de toutes les maladies contagieuses n'est pas plus observée pour la fièvre typhoïde que pour la diphtérie. En effet, le nombre 48 des décès indiquerait une mortalité de 25 °/₀ chez les typhiques ce qui est inadmissible. Les statistiques données par M. le Dr Merkleim donnent une mortalité de 12 °/₀ sur les typhiques soignés dans les hôpitaux de Paris. Si nous admettons seulement 1 décès par 15 typhiques, nous arrivons au nombre de 700 typhiques observés à Nantes, pendant l'année 1898, sur lesquels 188 seulement ont été déclarés.

Nous ne saurions trop nous élever contre cet oubli de la déclaration obligatoire, car il est difficile au Médecin des épidémies d'appeler l'attention de la Municipalité sur l'insalubrité des quartiers les plus atteints.

En présence de cette mortalité par la fièvre typhoïde et nous rappelant les paroles prononcées par Koch : « La mortalité d'une ville par la fièvre typhoïde est le réactif de la pureté de l'eau servie à cette ville, » nous avons voulu dresser un tableau comparatif entre le nombre de décès par fièvre typhoïde observée à Nantes, depuis 1885 à 1898 et celui qui a été constaté pendant cette même période dans les principales villes de France.

Classification des principales villes de France suivant le nombre des décès par fièvre typhoïde et par 10,000 habitants.

Rang.	VILLES.	Taux moyen pendant une période de 10 ans (1886-1895).	Rang.	VILLES.	Taux pendant l'année 1896.	Rang.	VILLES.	Taux pendant l'année 1897.	Rang.	VILLES.	Taux pendant l'année 1898.	Rang.	VILLES.	Taux moyen pendant une période de 3 années (1895-1896-1897).
1	Le Havre	14.90	1	Troyes	20.00	1	Cherbourg	12.26	1	Cherbourg	15.69	1	Toulon	12.32
2	Lorient	13.07	2	Toulon	10.29	2	Marseille	11.40	2	Lorient	11.37	2	Lorient	8.77
3	Cherbourg	11.53	3	Cherbourg	9.37	3	Troyes	8.68	3	Avignon	7.98	3	Marseille	7.47
4	Brest	8.59	4	Lorient	8.23	4	Toulon	8.40	4	Montpellier	7.05	4	Alger	7.33
5	Rouen	8.08	5	Avignon	8.20	5	Orléans	8.10	5	Toulon	5.46	5	Le Havre	6.60
6	Toulon	7.66	6	Nancy	7.78	6	Lorient	7 97	6	Béziers	5.00	6	Nancy	6.24
7	Marseille	7.04	7	Montpellier	5 36	7	Le Mans	7 52	7	Rennes	4.72	7	Le Mans	5.49
8	Béziers	6.46	8	Marseille	4.14	8	Montpellier	6.79	8	Brest	4.56	8	Orléans	4.84
9	Nimes	6.19	9	*Nantes*	4.13	9	Avignon	5.10	9	Marseille	4.11	9	Rouen	4.34
10	Troyes	6.04	10	Tours	4.11	10	Nimes	4.71	10	Reims	4.09	10	Tours	3.38
11	Montpellier	5.88	11	Rennes	4.00	11	Le Havre	3.52	11	Nimes	4.06	11	*Nantes*	3.30
12	Besançon	5.73	11	Toulouse	4.00	12	Toulouse	3.33	12	Le Havre	3.85	12	Rennes	3.18
13	*Nantes*	5.72	12	Le Havre	3.94	13	Rouen	2.97	13	*Nantes*	3.82	13	Toulouse	3.15
14	Toulouse	5.47	13	Rouen	3.37	14	Béziers	2.92	14	Orléans	3.75	14	Brest	2.98
15	Bordeaux	5.21	14	Grenoble	3 27	15	Besauçon	2.61	15	Bourges	3.21	15	Reims	2.82
16	Nancy	5.15	15	Nimes	3.23	16	Saint-Étienne	2.58	16	Saint-Etienne	3.17	16	Nice	2.66
17	Tours	5.06	16	Orléans	3.00	17	Tours	2.53	17	Troyes	3.02	17	Saint-Etienne	2.35
18	Avignon	4.88	17	Besançon	2.73	18	Rennes	2.43	18	Le Mans	3.01	18	Amiens	2.25
19	Rennes	3.86	18	Brest	2.42	19	*Nantes*	2.31	19	Lyon	2.83	19	Bordeaux	2.22
20	Versailles	3.83	19	Dijon	2.36	20	Lyon	2.17	20	Rouen	2.75	20	Lyon	1.98
21	Le Mans	3.51	20	Le Mans	2.01	21	Brest	2.15	21	Nancy	2.53	21	Roubaix	1.63
22	Reims	3.34	21	Saint-Etienne	1.77	22	Bordeaux	1.92	22	Toulouse	2 47	22	Paris	1.07
23	Paris	2.97	22	Lyon	1.70	23	Nancy	1.82	23	Dijon	2.36	23	Lille	0.96
24	Orléans	2.70	23	Versailles	1.64	24	Grenoble	1.72	24	Tours	2.21			
25	Grenoble	2.66	23	Bordeaux	1.64	25	Roubaix	1.68	25	Grenoble	2.04			
25	Dijon	2.66	24	Béziers	1.46	26	Reims	1.67	26	Bordeaux	1.60			
26	Saint-Etienne	2.65	25	Reims	1.30	27	Versailles	1.64	27	Versailles	1.46			
27	Roubaix	2 41	26	Paris	1.04	28	Bourges	1.61	28	Besançon	1.39			
28	Lyon	2.34	27	Bourges	0.92	29	Paris	0 97	29	Roubaix	1.36			
29	Bourges	2.29	28	Roubaix	0.88	30	Dijon	0.59	30	Lille	1.18			
30	Lille	1.54	29	Lille	0.59	31	Lille	0.04	31	Paris	0.98			

Ce tableau, comme celui que nous avons établi pour la mortalité générale annuelle, montre que depuis 1896 le taux de la mortalité par la fièvre typhoïde a subi également une diminution considérable.

Ainsi, pendant une période de 10 ans, 1885-1895, nous voyons *Nantes* occuper le 13e rang, avec un taux de 5,72 par 10,000 habitants après les villes suivantes : Le Havre, Lorient, Cherbourg, Brest, Rouen, Toulon, Marseille, Béziers, Nîmes, Troyes, Montpellier, Besançon, qui présentent un taux plus élevé s'élevant jusqu'à 14,9. En 1896, *Nantes* prend le 9e rang, avec un taux de 4,13, inférieur à celui des villes : Troyes, Toulon, Cherbourg, Lorient, Avignon, Nancy, Montpellier, Marseille, qui ont présenté un maximum de 20 pour Troyes.

En 1897, *Nantes* occupe le 19e rang, avec un taux de 2,31, encore bien inférieur à celui des autres villes : Cherbourg, Marseille, Troyes, Toulon, Orléans, Lorient, Le Mans, Montpellier, Avignon, Nîmes, Le Havre, Toulouse, Rouen, Béziers, Besançon, Saint-Etienne, Tours, Rennes, dont le maximum a été 12,26 pour Cherbourg.

En 1898, *Nantes* vient au 13e rang, avec un taux de 3,82, après Cherbourg, Lorient, Avignon, Montpellier, Toulon, Béziers, Rennes, Brest, Marseille, Reims, Nîmes, Le Havre, qui présentent encore un taux plus élevé et dont le maximum atteint par Cherbourg s'élève à 15,69.

Enfin, si nous établissons le taux moyen pendant une période de 3 années 1895, 1896, 1897, nous voyons *Nantes* occuper le 11e rang, avec un taux de 3,30, inférieur à celui de Toulon, Lorient, Marseille, Alger, Le Havre, Nancy, Le Mans, Orléans, Rouen, Tours, ayant en tête Toulon, qui a présenté le maximum 12,32.

Ainsi Nantes :

De 1885 à 1895 présente le taux.	5,72	par 10,000 habitants.
En 1896	4,13	—
En 1897	2,31	—
En 1898	3,82	—

Ces nombres successivement décroissants de la mortalité par la fièvre typhoïde, sont d'accord avec ceux que nous avons cités pour la mortalité générale annuelle et prouvent que, dans toute la France, l'état sanitaire, depuis 1896, s'est profondément modifié, soit au point de vue de la mortalité générale annuelle, soit au point de vue de la mortalité par la fièvre typhoïde.

Un fait cependant nous étonne :

Si la fièvre typhoïde reconnaît pour facteur étiologique principal l'usage d'une eau contaminée, véhicule du germe pathogène, pourquoi voyons-nous dans les années ci-dessus, les variations les plus marquées dans les villes qui n'ont apporté aucun changement dans la nature de leur eau d'alimentation. Tantôt c'est Le Hâvre qui occupe le rang le plus élevé, tantôt c'est Troyes qui, du 1er rang, descend au 17e, c'est-à-dire d'un taux très élevé, à un taux très modeste ; pourquoi certaines villes comme Lille, Bourges, Lyon, Paris, Roubaix, conservent-elles toujours un taux très inférieur ? Nantes est restée dans les mêmes conditions au point de vue de son eau alimentaire et, cependant, nous la voyons successivement présenter le taux de 5,72, 4,13, 2,31, 3,82.

Il est donc nécessaire de rechercher le facteur qui peut ainsi se modifier et amener des variations si brusques dans l'éclosion de la fièvre typhoïde.

Cette solution est importante, car résolue elle permettrait de s'opposer à l'apparition de la fièvre typhoïde qui, nous le répétons, est une maladie évitable et doit être évitée.

L'impureté des eaux alimentaires étant considérée dans la très grande majorité des cas de fièvre typhoïde comme étant la cause déterminante principale, nous avons cru nécessaire d'établir pour chaque ville, le rapport existant entre le taux de la mortalité typhoïque et la nature des eaux alimentaires, d'après les renseignements fournis par la Municipalité des villes citées.

RAPPORT

entre le taux de la mortalité typhoïque et la nature des eaux alimentaires dans les principales villes de France.

de 1886 à 1899.

RAPPORT ENTRE LE TAUX DE LA MORTALITÉ TYPHOÏQUE ET LA NATURE DES EAUX ALIMENTAIRES DANS LES PRINCIPALES VILLES DE FRANCE, DE 1886 A 1899

VILLES.	Population. — RECENSEMENT de 1896.	Chiffre brut des décès. — Moyenne par an. 1886-1895.	Taux des décès par 10,000 habitants. 1886-1895.	N° du rang pour cette période.	Chiffre brut des décès. — 1896.	Taux des décès par 10,000 habitants. 1896.	N° du rang pour cette année. 1896.	Chiffre brut des décès. — 1897.	Taux des décès par 10,000 habitants. 1897.	N° du rang pour cette année. 1897.	Chiffre brut des décès. — 1898.	Taux des décès par 10,000 habitants. 1898.	N° du rang pour cette année. 1898.	EAUX ALIMENTAIRES. — ÉGOUTS.
Le Havre	119.470	178	14.90	1	47	3.94	12	42	3.52	11	46	3.85	12	Le service des eaux a éliminé d'une façon définitive toutes les sources autres que celles de Saint-Laurent; celles-ci sont l'objet d'une surveillance constante; jamais, à aucune époque, on a trouvé de bacille typhique, pas plus aux sources que dans les conduites. Les prélèvements sont faits pour les analyses de la façon la plus scientifique. Rien pour les égouts.
Lorient	59.814	54	13.07	2	34	8.23	4	33	7.97	6	47	11.37	2	Eaux de sources par captation. Les égouts se déversent dans le Scorff et dans l'avant-port.
Cherbourg	40.783	47	11.53	3	39	9.57	3	50	12.26	1	64	15.69	1	Les eaux de sources, de puits, de rivières et de réservoirs sont en concurrence pour l'alimentation des habitants. La principale alimentation vient d'une distribution faite par la ville et prise à même à la rivière de la Divette. L'eau en est clarifiée par un filtrage général du système Maignen, lequel donne satisfaction à la ville. L'eau de la Divette sert à l'alimentation des troupes mais ne subit pas la filtration. (8,289 hommes de troupes). La canalisation des égouts n'est pas complète. Sur 64 décès typhoïdes en 1898, 43 ont eu lieu à l'hôpital maritime et militaire.
Brest	74.538	64	8.59	4	18	2.42	18	16	2.15	21	34	4.56	8	Eau de source. Egouts se déversant dans la mer.
Rouen	112 657	91	8.08	5	38	3.37	13	33	2.97	13	31	2.75	20	Eaux provenant de sources acquises en 1869, situées à une dizaine de kilomèt. Quoique très développé, le réseau d'égouts n'est pas encore complet et se déverse à la Seine.

VILLES.	Population. RECENSEMENT de 1896	Chiffre brut des décès. Moyenne par an. 1886-1895.	Taux des décès par 10,000 habitants. 1886-1895.	N° du rang pour cette période.	Chiffre brut des décès. 1896.	Taux des décès par 10,000 habitants. 1896.	N° du rang pour cette année. 1896.	Chiffre brut des décès. 1897.	Taux des décès par 10,000 habitants. 1897.	N° du rang pour cette année. 1897.	Chiffre brut des décès. 1898.	Taux des décès par 10,000 habitants. 1898.	N° du rang pour cette année. 1898.	EAUX ALIMENTAIRES. — ÉGOUTS.
Toulon	95.276	73	7.66	6	98	10.29	2	80	8.40	4	52	5.46	5	Eau de sources. Un certain nombre d'habitants se servent d'eau de puits. Il n'y a pas plus de canalisation de vidanges que d'égouts. On emploie les deux systèmes suivants : 1° Tinettes, fosses mobiles ; 2° Fosses fixes.
Marseille	447.344	315	7.04	7	185	4.14	8	510	11.40	2	184	4.11	9	Eau de la Durance amenée par un aqueduc à la partie supérieure de la ville. Canalisation souterraine complète des égouts qui se déversent à la mer au lieu dit Cortiou.
Béziers	48.012	31	6.46	8	7	1.46	24	14	2.92	14	24	5.00	6	Eau de galeries et puits filtrants creusés aux abords de la rivière d'Orb, dans une couche profonde de graviers et sables qui agissent comme filtres naturels. Eau d'excellente qualité. La canalisation des égouts est très incomplète malgré la construction récente d'un grand nombre d'égouts. On étudie en ce moment le projet d'un réseau complet comprenant le tout à l'égout et établi au moyen de taxes spéciales comme à Marseille, Cannes et Reims.
Nîmes	74.310	46	6.19	9	24	3.23	15	35	4.71	10	30	4.06	11	Eau du Rhône. Canalisation souterraine et incomplète des égouts.
Troyes	52.998	32	6.04	10	106	26.00	1	46	8.68	3	16	3.02	17	Eau de sources, mais la ville vient de faire des dépenses considérables pour l'adduction des eaux de sources et le nouveau service fonctionnera dans quelques mois. Pas de réseau d'égouts.
Montpellier	76.546	45	5.88	11	41	5.36	7	52	6.79	8	54	7.05	4	Eau des sources Saint-Clément et Lez. La canalisation des égouts est presque complète.

VILLES.	Population. RECENSEMENT de 1896.	Chiffre brut des décès. Moyenne par an. 1886-1895.	Taux des décès par 10,000 habitants. 1886-1895.	N° du rang pour cette période.	Chiffre brut des décès. 1896.	Taux des décès par 10,000 habitants. 1896.	N° du rang pour cette année. 1896.	Chiffre brut des décès. 1897.	Taux des décès par 10,000 habitants. 1897.	N° du rang pour cette année. 1897.	Chiffre brut des décès. 1898.	Taux des décès par 10,000 habitants. 1892.	N° du rang pour cette année. 1898.	EAUX ALIMENTAIRES. ÉGOUTS.
Besançon	57.556	33	5.73	12	16	2.73	17	15	2.61	15	8	1.39	28	Eau de trois sources dont le débit au-dessous de la moyenne est de 25,000 mètres cubes par vingt-quatre heures. Canalisation des égouts pas complètement terminée. Ce qui reste est subordonné à l'achèvement du grand collecteur qui doit contourner la ville et dont la moitié est achevée.
Nantes	125.757	72	5.72	13	52	4.13	9	29	2.31	19	48	3.82	13	Eau de la Loire qui reçoit les déjections de tous les habitants. L'administration municipale a fait déplacer la prise d'eau et l'a placée en amont de la ville. Malgré cette amélioration, l'eau fournie par le service d'eau est toujours riche en bactéries. La municipalité actuelle étudie un système de filtration. Les égouts sont très incomplets et se déversent dans le fleuve. Les fosses d'aisances sont fixes dans les maisons et déversent dans le sous-sol une grande partie de leur trop-plein.
Toulouse	149.963	82	5.47	14	60	4.00	11	50	3.33	12	37	2.47	22	Eau de la Garonne filtrée naturellement dans des galeries. La canalisation des égouts n'est pas complète
Bordeaux	256.906	134	5.21	15	42	1.64	23	49	1.92	22	41	1.60	26	L'eau d'alimentation provient de sources naturelles. La canalisation souterraine des égouts n'est pas absolument complète. On étudie en ce moment des projets pour la compléter.

VILLES.	Population. — RECENSEMENT de 1896.	Chiffre brut des décès. — Moyenne par an. 1886-1895.	Taux des décès par 10,000 habitants. 1886-1895.	Nº du rang pour cette période.	Chiffre brut des décès. — 1896.	Taux des décès par 10,000 habitants. 1896.	Nº du rang pour cette année. 1896.	Chiffre brut des décès. 1897.	Taux des décès par 10,000 habitants. 1897.	Nº du rang pour cette année. 1897.	Chiffre brut des décès. 1898.	Taux des décès par 10,000 habitants. 1898.	Nº du rang pour cette année. 1898.	EAUX ALIMENTAIRES. — ÉGOUTS.
Nancy..........	99.012	51	5.15	16	77	7.78	6	18	1.82	23	25	2.53	21	La ville est alimentée : 1º Par l'eau de la Moselle prise dans une galerie filtrante, à Cuissen, à 10 kilomètres de Nancy et refoulée dans des réservoirs par une usine hydraulique spéciale. Cette eau est généralement très pure. 2º Par des eaux de sources provenant du calcaire oolithique. La ville va sous peu exécuter un vaste projet qui doit lui procurer 6 à 7,000 mètres cubes d'eau par jour, captée à grande profondeur sous la forêt de Hoye. 3º Par les puits existant encore, dont les eaux sont généralement mauvaises. Le développement des rues atteint 100 kilom. : 70 kilom. sont pourvus d'égouts et il en reste encore 30 kilom. à faire.
Tours............	63.267	32	5.06	17	26	4.11	10	16	2.53	17	14	2.21	24	Eau de la rivière le Cher, puisée à 2 kilom. de Tours, avant le confluent. Canalisation complète d'égouts.
Avignon..........	45.107	22	4.88	18	37	8.20	5	23	5.80	9	36	7.98	3	Eau d'un puits foré dans une nappe souterraine. La canalisation des égouts est complète intra-muros.
Rennes..........	69.937	27	3.86	19	28	4.00	11	17	2.43	18	33	4.72	7	Eau de sources captées dans les deux bassins des rivières la Minette et de Loisance, situées dans l'arrondissement de Fougères. Système du tout à l'égout. L'égout collecteur se déverse dans la Vilaine en aval de la ville. La canalisation souterraine des égouts n'est pas encore complète, mais le réseau est établi dans le plus grand nombre des rues importantes de la ville.
Versailles........	54.874	11	3.63	20	9	1.64	23	9	1.64	28	8	1.46	27	Pas de renseignements.

VILLES.	Population. — RECENSEMENT de 1896.	Chiffre brut des décès. — Moyenne par an. 1886-1895.	Taux des décès par 10,000 habitants. 1886-1895.	N° du rang pour cette période.	Chiffre brut des décès. — 1896.	Taux des décès par 10,000 habitants. 1896.	N° du rang pour cette année. 1896.	Chiffre brut des décès. — 1897.	Taux des décès par 10,000 habitants. 1897.	N° du rang pour cette année. 1897.	Chiffre brut des décès. — 1898.	Taux des décès par 10,000 habitants. 1898.	N° du rang pour cette année. 1898.	EAUX ALIMENTAIRES. — ÉGOUTS.
Le Mans...........	59.814	21	3.51	21	12	2.01	20	45	7.52	7	18	3.01	18	Eau de l'Huisne. Egouts se déversant dans la Sarthe et dans l'Huisne au-dessous de la prise d'eau de la ville.
Reims...........	107.709	36	3.34	22	14	1.30	25	18	1.67	26	44	4.09	10	La ville est alimentée par une nappe souterraine donnant de l'eau de bonne qualité. Le réseau d'égouts est incomplet, mais les eaux collectées, environ 40,000 mètres cubes par jour, sont irriguées sur des terrains (500 hectares), situés à quelques kilomètres de Reims.
Paris.............	2.511.629	746	2.97	23	262	1.04	26	243	0.97	29	»	0.98	31	Alimentation par les eaux de sources. Égouts complets et canalisés.
Orléans..........	56.700	18	2.70	24	20	3.00	16	54	8.10	5	25	3.75	14	Eau de sources du Loiret, d'une pureté parfaite, refoulée dans des réservoirs sur la rive droite de la Loire. La canalisation des égouts n'est pas terminée; ils se déversent dans la Loire.
Grenoble..........	63.895	17	2.66	25	21	3.27	14	11	1.72	24	13	2.04	25	Eau de sources. La canalisation des égouts est incomplète; il est encore fait usage des fosses.
Dijon.............	67.736	18	2.66	26	16	2.36	19	3	0.59	30	16	2.36	23	Eau de sources. La canalisation des égouts n'est pas complète. Les collecteurs sont achevés sauf le dernier lot qui permettra l'épandage des eaux d'égouts. En ce moment encore les eaux vannes se déversent dans la rivière d'Ouche à 3 kilomètres en aval de Dijon. Le réseau d'égouts secondaires n'est pas complet et ne s'exécutera que dans une période de temps qu'on peut évaluer à 15 ou 20 ans.

VILLES.	Population. RECENSEMENT de 1896.	Chiffre brut des décès. Moyenne par an. 1886-1895.	Taux des décès par 10,000 habitants. 1886-1895.	N° du rang pour cette période.	Chiffre brut des décès. 1896	Taux des décès par 10,000 habitants. 1896.	N° du rang pour cette année. 1896.	Chiffre brut des décès. 1897.	Taux des décès par 10,000 habitants 1897.	N° du rang pour cette année. 1897.	Chiffre brut des décès. 1898	Taux des décès par 10,000 habitants. 1898.	N° du rang pour cette année. 1898.	EAUX ALIMENTAIRES. — ÉGOUTS.
Saint Etienne	135 784	36	2.65	27	24	1.77	21	35	2.58	16	43	3.17	16	Eaux captées dans la montagne et dans la rivière le Fuson, réunies dans un même réservoir et amenées dans une canalisation unique. Egouts se déversant dans la rivière le Fusan qui est couverte ; il sert de collecteur dans sa traversée de la ville.
Roubaix	124.661	30	2.41	28	11	0.88	28	21	1.68	25	17	1.36	29	Eau alimentaire fournie par une eau de nappe souterraine, refoulée dans des réservoirs. Eau industrielle venant de l'eau de rivière refoulée dans des réservoirs. Toutes les rues classées sont pourvues d'aqueducs se déversant dans un collecteur.
Lyon.............	466.028	109	2.34	29	79	1.70	22	101	2.17	20	132	2.83	19	Eau du Rhône prise en amont dans des galeries filtrantes. Egouts se déversant dans le Rhône et la Saône.
Bourges	43.587	10	2.29	30	4	0.92	27	7	1.61	27	14	3.21	15	L'eau d'alimentation provient d'une nappe captée dont l'étendue est inconnue, mais dont la production est toujours régulière. La ville administre elle-même cet important service. Les décès par la fièvre typhoïde ont eu lieu dans les quartiers non encore alimentés par l'eau de la ville, Sur 64 kil. de voies pavées ou empierrées il y a de construit 4 kil. 960 et 2 kil. 655 d'égouts projetés.
Lille	220.971	34	1.54	31	13	0.60	30	8	0.04	31	26	1.18	30	Eau de sources et de puits. La canalisation souterraine des égouts est très incomplète ; toutes les rues ne sont pas pourvues d'égouts.

L'examen de ces tableaux nous autorise à admettre que l'eau alimentaire a été considérée comme un facteur dont on a exagéré l'influence : En effet, nous voyons toutes les villes citées ci-dessus présenter des variations assez grandes dans la mortalité déterminée par la fièvre typhoïde et, par conséquent, dans le nombre des cas de fièvre typhoïde observés, bien que la nature de l'eau n'ait pas été modifiée. Alors, si la nature de l'eau n'a pas changé, si elle se trouve dans les mêmes conditions d'impureté, pourquoi des variations dans le nombre de cas de cette maladie attribuée jusqu'à ce jour à l'action d'une eau impure ?

Prenons, par exemple, la ville de Nantes :

Nantes est une ville de 125,000 habitants, traversée par la Loire, qui, coulant sur un fond de sable, fournit une eau potable de première qualité. Malheureusement, dans son parcours, elle reçoit les déjections de tous ses habitants, car les maisons possèdent des fosses soi-disant étanches, qui ont un trop-plein permettant de déverser le liquide en excès, afin d'éviter aux propriétaires des frais de vidange. Or, ces trop-pleins se rendent directement dans des égouts mal entretenus, qui laissent écouler dans le sol la plus grande partie des produits organiques ; bientôt ce sol est saturé de ces éléments putrescibles et c'est lorsqu'il est saturé que les égouts entraînent, chaque jour, dans le fleuve, les déjections, les eaux domestiques et ménagères.

On sait que l'eau distribuée à la population est prise directement dans le fleuve et on peut alors affirmer que tous les habitants boivent en solution plus ou moins diluée leurs propres déjections ; on comprend alors le grand nombre de bactéries trouvées dans l'eau bue et qui varie entre 20 et 40,000 par centimètre cube.

Mais alors, comment expliquer l'influence nocive de cette eau, qui reste toute l'année dans les mêmes conditions d'insalubrité, qui reçoit d'une façon permanente et journalière la même quantité de produits infectieux, avec les variations si grandes des cas de fièvre typhoïde constatés dans les différents

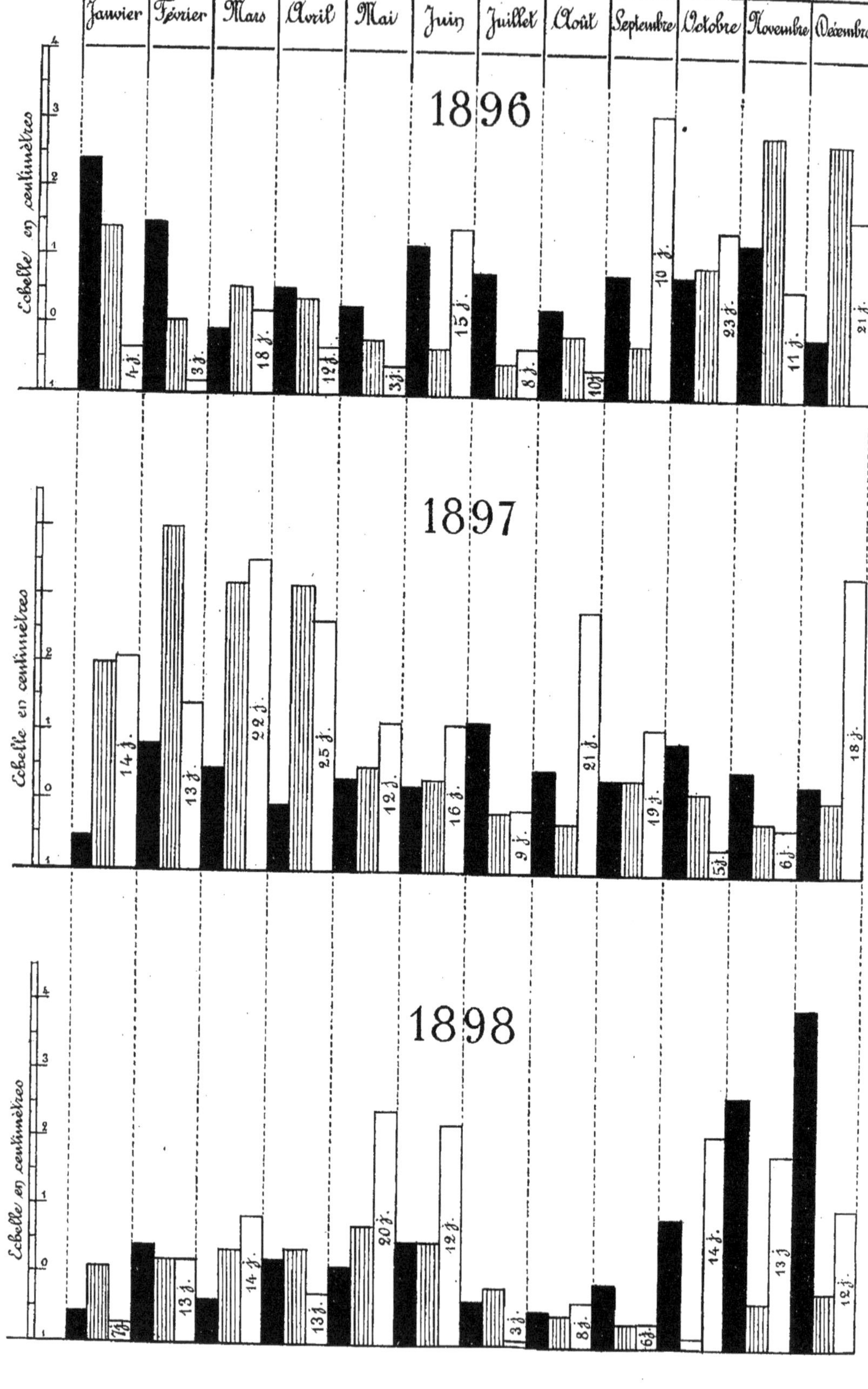
Janvier
Février
Mars
Avril
Mai
Juin
Juillet
Août
Septembre
Octobre
Novembre
Décembre
1896
Echelle en centimètres
4 j.
3 j.
18 j.
12 j.
3 j.
15 j.
8 j.
10 j.
10 j.
23 j.
11 j.
21 j.
1897
Echelle en centimètres
14 j.
13 j.
22 j.
25 j.
12 j.
16 j.
9 j.
21 j.
19 j.
5 j.
6 j.
18 j.
1898
Echelle en centimètres
7 j.
13 j.
14 j.
13 j.
20 j.
12 j.
3 j.
8 j.
6 j.
14 j.
13 j.
12 j.

mois de l'année ? La cause infectieuse étant permanente et invariable, les effets consécutifs devraient être constants et invariables.

Cependant nous observons des faits contradictoires.

Ainsi, depuis 1895 à 1899, le taux de la mortalité par la fièvre typhoïde a diminué d'une façon sensible, malgré la contamination des eaux de la Loire par la même quantité des produits infectieux, malgré le maintien dans les mêmes conditions d'insalubrité des égouts, des fosses d'aisances et des logements insalubres.

Comment alors expliquer ces variations annuelles dans la mortalité ?

Dans notre étude sur la situation sanitaire de Nantes en 1895, nous avions déjà cherché à établir l'influence considérable des eaux de pluie sur le développement des maladies zimotiques.

Nous croyons nécessaire d'apporter aujourd'hui de nouveaux faits à l'appui de cette hypothèse, en présentant le graphique ci-joint, dans lequel les rectangles entièrement noirs représentent le nombre de cas de fièvre typhoïde (échelle de 1 millimètre pour un cas) ; les rectangles hachurés donnent la moyenne mensuelle des cotes des basses mers observées à l'échelle du pont de la Bourse, à Nantes. Ces cotes sont rapportées au-dessous de la cote ($1^{m},10$), afin d'éviter les cotes négatives. L'échelle est de 1 centimètre par mètre. Les rectangles entièrement blancs représentent la hauteur d'eau tombée. On a inscrit dans ces rectangles les nombres de jours de pluie tombée. L'échelle des hauteurs de ces rectangles est de $1^{m}/^{m}$ par $3^{m}/^{m}$ de hauteur d'eau tombée.

Nous laissons de côté les cinq premiers mois de l'année 1896, n'ayant pas les renseignements antérieurs à janvier 1896. Nous constatons cependant que la décroissance des cas de fièvre typhoïde se manifeste régulièrement jusqu'à la fin de mai, époque à laquelle nous observons un niveau très bas du fleuve et une absence presque complète d'eau de pluie.

Dans le mois de juin, 15 jours de pluie donnent $75^{m}/^{m}$

d'eau avec 4 jours d'orage amenant $25^{m}/^{m}$; or, comme une hauteur d'eau tombée de $13^{m}/^{m}$ *constitue un bon coup d'arrosage*, nous voyons aussi tous les éléments pathogènes accumulés dans le sol, dans le sous-sol, enlevés par cette pluie d'orage et entraînés immédiatement dans le fleuve. Aussitôt les cas de fièvre typhoïde augmentent et la colonne noire s'élève presque du double.

Les effets de cette pluie d'orage du mois de juin se font encore sentir en juillet, mais ils diminuent avec les cas de fièvre typhoïde en août, pendant lequel nous constatons dans la durée du mois seulement $12^{m}/^{m}$ d'eau tombée.

En septembre, 10 jours de pluie donnent $126^{m}/^{m}$,2, aussitôt le nombre de cas s'élève et reste aussi élevé en octobre, pendant lequel 23 jours de pluie donnent une hauteur de $73^{m}/^{m}$, ainsi qu'en novembre ; mais, dans ce mois, la Loire subit une crue assez grande, aussitôt la pollution de son eau par le lavage du sol est moins intense et immédiatement nous voyons le nombre des cas de fièvre typhoïde diminuer en décembre et en janvier 1897.

En 1897, les jours de pluie sont rares en mai, juin, juillet, mais en août on constate $105^{m}/^{m}$ de pluie tombée en 21 jours, aussi en septembre et octobre, comme résultat de ce lavage du sol, on voit une certaine élévation dans le nombre des cas de fièvre typhoïde, qui diminue aussitôt avec l'absence de pluie pendant les mois de novembre, décembre 1897 et janvier 1898.

En 1898, les eaux du fleuve restent très basses, aussi le nombre des cas permanents de fièvre typhoïde reste peu élevé, mais, dès que l'eau de pluie atteint, en mai, $104^{m}/^{m}$, pendant 20 jours, ce nombre de fièvre typhoïde s'élève aussitôt, pour augmenter encore en juin, parallèlement à la pluie tombée en mai, juin, et diminuer en juillet, août, alors que les eaux de pluie font complètement défaut ; mais en octobre, on observe une quantité assez considérable de pluie et on peut voir immédiatement les cas de fièvre typhoïde s'élever considérablement et se maintenir à un taux élevé pendant les mois d'octobre, novembre et décembre 1898.

Ainsi, si la contamination des eaux de la Loire était le résultat de l'arrivée en quantité invariable des déjections journalières des habitants, pourquoi, au moment où les eaux du fleuve sont très basses, où, par conséquent, leur volume étant moindre, le nombre des germes pathogènes s'accroît considérablement dans un volume d'eau déterminé, ne voyons-nous pas les cas de fièvre typhoïde augmenter dans un rapport constant avec cette élévation du nombre des germes pathogènes distribués dans l'eau alimentaire ?

On nous objectera que l'on a toujours admis l'influence des saisons sur ces variations dans le nombre des fièvres typhoïdes ; le tableau suivant indiquant le relevé des cas de fièvre typhoïde, par mois, pour une période de trois années, prouve qu'il est impossible d'établir un rapport quelconque entre les divers mois de l'année et les déclarations des fièvres typhoïdes.

Déclarations, par mois, des cas de typhoïde, pour les années 1896, 1897, 1898.

	1896.	1897.	1898
Janvier	34	4	4
Février	25	18	14
Mars	9	14	6
Avril	15	9	12
Mai	13	13	11
Juin	22	12	15
Juillet	18	22	6
Août	13	15	5
Septembre	18	14	9
Octobre	18	19	19
Novembre	23	15	37
Décembre	9	13	50
	217	168	188

Ainsi, comme nous l'avons démontré déjà, en 1893, pour le choléra, en 1895, pour la fièvre typhoïde, nous basant sur l'étude du graphique ci-dessus, nous nous efforcerons de démontrer que l'influence nocive des eaux de la Loire est due principalement, et dans la plus grande partie, à l'action exercée sur elles par les eaux de pluie.

En effet, ces eaux de pluie lavant le sol et le sous-sol imprégnés d'éléments pathogènes variés et nombreux, ayant subi, pendant les jours de sécheresse, toutes les fermentations possibles, entraînent fatalement au fleuve tous ces produits nocifs, très abondants, très riches en toxines, en raison de leur association microbienne, possédant par conséquent, un pouvoir infectieux très intense.

Aussitôt l'eau alimentaire distribuée aux habitants, au contact de ces agents si infectieux, subit immédiatement une contamination, en rapport avec la virulence exaltée de ces germes apportés, laquelle provoque l'éclosion rapide de nombreux cas de fièvre typhoïde chez des sujets qui, jusqu'à ce moment, en raison de leur résistance individuelle, avaient pu éviter l'action néfaste des eaux de la Loire, recevant cependant chaque jour, en quantité constante et invariable, les mêmes éléments pathogènes provenant des déjections du même nombre d'habitants.

Par l'arrivée subite de ces eaux de lavage du sol et du sous-sol, les conditions normales des germes pathogènes contenus journellement dans la Loire ont été exaltées et leur virulence s'est accrue aussitôt, en raison des éléments extrêmement infectieux entraînés par les eaux de pluie : alors la résistance individuelle a faibli et un plus grand nombre d'individus ont été atteints.

Tous ces faits ont une grande importance au point de vue de la pathologie générale et sembleraient confirmer la théorie de l'Ecole de Lyon, qui affirme l'identité du colibacille et du bacille d'Eberth et attribue la dothiénentérie à une origine colibacillaire dont le germe colibacille serait devenu infectieux en prenant la forme du bacille d'Eberth au contact de certaines toxines.

Ne trouvons-nous pas ainsi dans cette théorie l'explication des faits que nous signalons ci-dessus ?

Les eaux de la Loire, riches en colibacilles, par l'apport journalier, constant, de la même quantité de déjections humaines, deviennent subitement d'une toxicité infectieuse extrême, cause directe et immédiate d'une infection typhoïde chez un grand nombre d'habitants, lorsqu'elles ont reçu, par les eaux de pluie lavant le sol et le sous-sol, les agents pathogènes, emmagasinés pendant le temps de la sécheresse, et dont la virulence exaltée par l'association microbienne, a provoqué, à leur arrivée dans le fleuve, la métamorphose du colibacille, en bacille d'Eberth, agent immédiat et direct de la fièvre typhoïde.

Si cette théorie, que nous croyons vraie, est admise, la première condition de l'assainissement d'une grande ville est la construction d'un réseau d'égouts.

Mais alors on va nous objecter avec une certaine raison : Admettons comme démontrée cette théorie ; l'eau alimentaire est le véhicule de germes apportés journellement par les déjections, ou de germes devenus spontanément virulents par l'apport des eaux de lavage du sol, peu importe, si une filtration sérieuse s'oppose à la distribution de ces germes infectieux ?

Cela est vrai ! Mais dans la pratique nous ne croyons pas qu'une filtration absolue d'un volume d'eau aussi considérable que celui qui est commandé, par l'hygiène, pour une population de 150,000 habitants, c'est-à-dire 40,000 mètres cubes par jour, soit facilement réalisable par des bassins horizontaux.

D'un autre côté, M. le professeur Rendu (Rapport à l'Académie de Médecine, 1897) disait avec raison :

« Il ne suffit pas, pour faire disparaître la fièvre typhoïde d'une ville, d'y amener de l'eau potable, il faut encore assainir les puits qui y sont creusés et qui ont de grandes chances d'être infectés par les infiltrations souterraines des latrines.

Ces infiltrations sont favorisées par deux circonstances, en apparence très différentes : à la suite de sécheresses persistantes qui font baisser la nappe d'eau souterraine ou, au contraire, à la suite de pluies d'orage qui déversent, en un temps très court, de grandes quantités dans les égouts et les font déborder. »

M. le Dr Famechon, médecin-major à Angoulême, a démontré que, malgré l'adduction des eaux de la Tourve, la fièvre typhoïde sévissait encore d'une façon presque endémique et que l'origine des cas sporadiques devait être recherchée, non pas dans l'eau de la Tourve, mais dans l'eau des puits.

Certes, l'eau est le véhicule des germes pathogénes, mais le danger réside surtout dans la contamination de l'eau alimentaire par les apports fournis par les eaux de lavage du sol, entraînant les produits résiduaires des latrines, des habitations.

Notre savant maître, M. le professeur Brouardel, a posé en termes précis et nets, au Congrés de la Sorbonne, en 1888, les conditions principales de l'assainissement des villes. « Enlevez toutes vos déjections, tous vos résidus, sans communication possible avec l'air et avec l'eau. » En effet, la communication avec l'air est encore un facteur important dans l'origine de la fièvre typhoïde.

Le professeur Rendu n'a-t-il pas écrit : « L'eau n'est pas le seul véhicule du contage typhique dans un certain nombre d'épidémies ; les poussières et l'infection directe du sol paraissent avoir été l'origine immédiate. Le fait signalé par le docteur Henrot, de Reims, a été de nouveau vérifié par le docteur Blanchard, médecin au 16e dragons.

» Les poussières fécales, soulevées par des manœuvres militaires sur un champ fumé avec de l'engrais humain, provoquent annuellement une épidémie de dothienentérie. »

A Mayenne, le docteur Fauvel signale une épidémie de fièvre typhoïde développée dans une caserne à la suite de l'absorption de poussières provenant d'un dépôt de poudrettes placé au voisinage des bâtiments.

Le docteur Fernet signale ainsi une épidémie survenue dans

un pensionnat de jeunes filles dont la santé était excellente. Aucune cause ne pouvait être invoquée huit jours auparavant au moment de la vidange de la fosse d'aisances, qui avait reçu l'année précédente les déjections d'une élève atteinte de fièvre typhoïde.

On a constaté, à Lorient, que les soldats qui couchaient à chaque étage autour de la fenêtre située au-dessus des cabinets d'aisances, souillés par les déjections typhiques, étaient tous pris de fièvre typhoïde.

Le *Britisch médical*, 1899, signale les faits suivants :

« En 1890, un cuisinier entre à l'hôpital anglais de Buenos-Ayres atteint de fièvre typhoïde. Peu de temps après, entre également le domestique du même hôtel qui l'avait remplacé dans son poste.

» Depuis des semaines, aucun de ces deux malades n'était sorti de l'enceinte de l'hôtel bien fréquenté qu'ils habitaient. Le service d'eau ne pouvait être suspecté ; le lait provenait de vaches nourries dans l'établissement.

» Tous les deux accusaient une horrible odeur qu'ils sentaient le matin en descendant à la cuisine, laquelle provenait de la fosse aux eaux sales.

» Pendant le jour, on la faisait disparaître en jetant un peu d'eau dans le tuyau ; or, en faisant une revue exacte, on trouva une fissure dans le siphon de ce tuyau, placé en dehors du mur. Ce tuyau se vidait dans une cuve étanche, non ventilée, recevant aussi l'affluent d'un water-closet de domestiques.

» Or, quelque temps auparavant, ces domestiques avaient reçu la visite d'un ami atteint de diarrhée qui s'était servi du water-closet. Il avait été reçu ensuite à l'hôpital allemand comme atteint de fièvre typhoïde.

» Quelques jours après, entrait à l'hôpital anglais un troisième domestique atteint aussi de fièvre typhoïde, qui avait succédé aux deux premiers dans le travail de la cuisine.

» On répara la fosse, les tuyaux, les soupapes, et aucun nouveau cas ne se reproduisit. »

Tous ces faits prouvent que la fièvre typhoïde est plus contagieuse et plus facilement transmissible qu'on ne le croit communément. Nous ignorons beaucoup de points de l'histoire du bacille d'Eberth, nous savons cependant qu'il se conserve dans le sol, dans les lieux d'aisances, avec une virulence qui, suivant les circonstances, peut être exaltée ; aussi nous pouvons également admettre que l'air vicié des logements insalubres peut aussi, comme l'eau et peut-être aussi fréquemment, devenir le véhicule du contage typhique et, à cet égard, nous pourrions citer les observations de Rendu qui semblent prouver que l'infection par les voies respiratoires et par l'air vicié est plus commune qu'on ne le pense généralement.

CONCLUSIONS

L'assainissement de la ville de Nantes doit avoir pour but :

1° La diminution du taux de la mortalité générale annuelle qui doit être inférieur à 18 pour 1,000 habitants ;

2° La disparition des maladies zymotiques : toutes ces maladies, étant évitables, doivent fatalement disparaître à la suite de l'application de mesures hygiéniques rationnelles. Telle est, en particulier, la fièvre typhoïde. Paris nous en donne la preuve.

Le principe fondamental sur lequel doit reposer l'assainissement de notre ville est parfaitement défini dans les paroles prononcées par M. le professeur Brouardel :

« Il faut que les déjections des habitants et les résidus des habitations disparaissent sans avoir de communication possible avec l'air et avec l'eau alimentaire. »

Sans nous préoccuper du mode de construction des égouts, nous demandons que toutes les habitations soient pourvues d'appareils spéciaux permettant l'écoulement complet et rapide de toutes les déjections, de toutes les eaux résiduaires sans communication possible avec l'air et l'eau, dans des canalisations construites de façon à s'opposer à toute souillure du sol et du sous-sol.

Tous ces produits pathogènes devront, à l'aide de chasses puissantes, être dilués à l'infini et entraînés en dehors du fleuve, fournissant l'eau alimentaire.

Nous considérons donc, comme un progrès considérable pour l'hygiène de Nantes, l'avis favorable émis par le Conseil central d'hygiène, au sujet de la création en aval de la ville d'une usine destinée à recevoir toutes les déjections, toutes les eaux résiduaires et à les transformer par des opérations chimiques successives, en vases clos et dans le vide, en engrais et en liquides inoffensifs, pouvant sans danger être rejetés dans le fleuve.

Un collecteur général recevant, à l'aide des égouts, tous les détritus organiques quelconques provenant de chaque maison et sans communication possible avec l'extérieur, les conduirait ainsi à l'usine d'épuration ; alors plus de contamination du sol, plus d'air vicié, plus de poussières fécaloïdes, plus de pluies contaminant le fleuve, qui pourrait alors fournir en abondance l'eau de Loire reconnue si potable.

Avec une pareille organisation sanitaire, l'insalubrité des logements dits insalubres serait immédiatement diminuée et disparaîtrait même complétement si l'eau était distribuée gratuitement à tous les ménages pauvres.

M. le Dr Joüon a demandé à plusieurs reprises la gratuité de l'eau distribuée dans la ville. Nous croyons, comme lui, que la propreté des habitants et des habitations est le moyen de diminuer le paupérisme et les frais des hôpitaux, et nous ne comprenons pas comment un Conseil municipal, qui accorde des subventions plus ou moins élevées pour développer dans une certaine partie de la population le goût des beaux-arts, n'accorde pas une subvention identique pour développer le goût de la propreté, à l'aide d'une distribution abondante d'eau gratuite, de bains et de lavoirs publics et gratuits.

Mais, comme la construction d'un réseau complet d'égouts demandera un temps très long et qu'il sera même très difficile de s'opposer au renvoi dans la Loire des déjections des habitants du 4e canton, nous croyons nécessaire d'établir un système de filtration fournissant par jour au moins 30,000 mètres cubes d'eau stérilisée, afin de permettre un lavage fréquent des habitations et un arrosage journalier des rues, détruisant ainsi les poussières qui sont les agents les plus directs de la transmission de la tuberculose.

Nantes, imp. L. Mellinet et Cie, place du Pilori, 5.

www.ingramcontent.com/pod-product-compliance
Ingram Content Group UK Ltd.
Pitfield, Milton Keynes, MK11 3LW, UK
UKHW012113240726
13965UKWH00004B/1746